ike this cover?

iet it on a t-shirt, phone case, bag,
t:

endiis.com

MW00423326

Day

Breakfast   CALORIES

_____ _____

_____ _____

_____ _____

_____ _____

_____ _____

_____ _____

TOTAL: _____ _____

Lunch   CALORIES

_____ _____

_____ _____

_____ _____

_____ _____

_____ _____

TOTAL: _____ _____

Dinner   CALORIES

_____ _____

_____ _____

_____ _____

_____ _____

_____ _____

TOTAL: _____ _____

Glasses of Water

Hours of Sleep: _____

Stress Level (1-10): _____

Exertion Level (1-10): _____

Energy Level (1-10): _____

Workout

_____

_____

_____

_____

_____

_____

_____

_____

_____

_____

_____

_____

_____

Day

Breakfast

CALORIES

_____ _____

_____ _____

_____ _____

_____ _____

_____ _____

_____ _____

TOTAL: _____

Glasses of Water

Hours of Sleep: _____

Stress Level (1-10): _____

Exertion Level (1-10): _____

Energy Level (1-10): _____

Lunch

CALORIES

_____ _____

_____ _____

_____ _____

_____ _____

_____ _____

_____ _____

TOTAL: _____

Workout

_____

_____

_____

_____

_____

_____

_____

Dinner

CALORIES

_____ _____

_____ _____

_____ _____

_____ _____

_____ _____

_____ _____

TOTAL: _____

_____

_____

_____

_____

_____

_____

_____

Day

Breakfast　　　CALORIES

_____ _____
_____ _____
_____ _____
_____ _____
_____ _____

TOTAL: _____

Lunch　　　CALORIES

_____ _____
_____ _____
_____ _____
_____ _____
_____ _____

TOTAL: _____

Dinner　　　CALORIES

_____ _____
_____ _____
_____ _____
_____ _____
_____ _____

TOTAL: _____

Glasses of Water

Hours of Sleep: _____
Stress Level (1-10): _____
Exertion Level (1-10): _____
Energy Level (1-10): _____

Workout

_____
_____
_____
_____
_____
_____
_____
_____
_____
_____
_____
_____
_____
_____

Day

Breakfast
CALORIES

_____ _____

_____ _____

_____ _____

_____ _____

_____ _____

_____ _____

TOTAL: _____

Lunch
CALORIES

_____ _____

_____ _____

_____ _____

_____ _____

_____ _____

_____ _____

TOTAL: _____

Dinner
CALORIES

_____ _____

_____ _____

_____ _____

_____ _____

_____ _____

TOTAL: _____

Glasses of Water

Hours of Sleep: _____

Stress Level (1-10): _____

Exertion Level (1-10): _____

Energy Level (1-10): _____

Workout

_____

_____

_____

_____

_____

_____

_____

_____

_____

_____

_____

_____

_____

_____

_____

Breakfast   CALORIES

_____ _____

_____ _____

_____ _____

_____ _____

_____ _____

TOTAL: _____

Lunch   CALORIES

_____ _____

_____ _____

_____ _____

_____ _____

_____ _____

TOTAL: _____

Dinner   CALORIES

_____ _____

_____ _____

_____ _____

_____ _____

_____ _____

TOTAL: _____

Glasses of Water

Hours of Sleep: _____

Stress Level (1-10): _____

Exertion Level (1-10): _____

Energy Level (1-10): _____

Workout

_____

_____

_____

_____

_____

_____

_____

_____

_____

_____

_____

_____

_____

_____

_____

Breakfast | CALORIES

_____ _____
_____ _____
_____ _____
_____ _____
_____ _____
_____ _____

TOTAL: _____

Lunch | CALORIES

_____ _____
_____ _____
_____ _____
_____ _____
_____ _____
_____ _____

TOTAL: _____

Dinner | CALORIES

_____ _____
_____ _____
_____ _____
_____ _____
_____ _____

TOTAL: _____

Glasses of Water

Hours of Sleep: _____
Stress Level (1-10): _____
Exertion Level (1-10): _____
Energy Level (1-10): _____

Workout

_____
_____
_____
_____
_____
_____
_____
_____
_____
_____
_____
_____
_____
_____

Breakfast | CALORIES

_____ _____

_____ _____

_____ _____

_____ _____

_____ _____

TOTAL: _____

Lunch | CALORIES

_____ _____

_____ _____

_____ _____

_____ _____

_____ _____

TOTAL: _____

Dinner | CALORIES

_____ _____

_____ _____

_____ _____

_____ _____

_____ _____

TOTAL: _____

Glasses of Water

Hours of Sleep: _____

Stress Level (1-10): _____

Exertion Level (1-10): _____

Energy Level (1-10): _____

Workout

_____

_____

_____

_____

_____

_____

_____

_____

_____

_____

_____

_____

_____

_____

_____

Breakfast — CALORIES

_____ _____

_____ _____

_____ _____

_____ _____

_____ _____

_____ _____

TOTAL: _____

Lunch — CALORIES

_____ _____

_____ _____

_____ _____

_____ _____

_____ _____

TOTAL: _____

Dinner — CALORIES

_____ _____

_____ _____

_____ _____

_____ _____

_____ _____

TOTAL: _____

Glasses of Water

Hours of Sleep: _____

Stress Level (1-10): _____

Exertion Level (1-10): _____

Energy Level (1-10): _____

Workout

_____

_____

_____

_____

_____

_____

_____

_____

_____

_____

_____

_____

_____

_____

_____

Day

Breakfast
CALORIES

_____ _____
_____ _____
_____ _____
_____ _____
_____ _____
_____ _____

TOTAL: _____

Lunch
CALORIES

_____ _____
_____ _____
_____ _____
_____ _____
_____ _____

TOTAL: _____

Dinner
CALORIES

_____ _____
_____ _____
_____ _____
_____ _____
_____ _____

TOTAL: _____

Glasses of Water

Hours of Sleep: _____
Stress Level (1-10): _____
Exertion Level (1-10): _____
Energy Level (1-10): _____

Workout

_____
_____
_____
_____
_____
_____
_____
_____
_____
_____
_____
_____
_____
_____
_____
_____

Day

Breakfast   CALORIES

_____

_____

_____

_____

_____

_____

TOTAL: _____

Glasses of Water

Hours of Sleep: _____

Stress Level (1-10): _____

Exertion Level (1-10): _____

Energy Level (1-10): _____

Lunch   CALORIES

_____

_____

_____

_____

_____

_____

TOTAL: _____

Workout

_____

_____

_____

Dinner   CALORIES

_____

_____

_____

_____

_____

TOTAL: _____

Day

Breakfast   CALORIES

_____ _____

_____ _____

_____ _____

_____ _____

_____ _____

TOTAL: _____

Lunch   CALORIES

_____ _____

_____ _____

_____ _____

_____ _____

_____ _____

TOTAL: _____

Dinner   CALORIES

_____ _____

_____ _____

_____ _____

_____ _____

_____ _____

TOTAL: _____

Glasses of Water

[ ] [ ] [ ] [ ]

[ ] [ ] [ ] [ ]

Hours of Sleep: _____

Stress Level (1-10): _____

Exertion Level (1-10): _____

Energy Level (1-10): _____

Workout

_____

_____

_____

_____

_____

_____

_____

_____

_____

_____

_____

_____

_____

_____

_____

_____

Breakfast — CALORIES

_____ _____
_____ _____
_____ _____
_____ _____
_____ _____
_____ _____

TOTAL: _____

Glasses of Water

Hours of Sleep: _____
Stress Level (1-10): _____
Exertion Level (1-10): _____
Energy Level (1-10): _____

Lunch — CALORIES

_____ _____
_____ _____
_____ _____
_____ _____
_____ _____

TOTAL: _____

Workout

_____
_____
_____
_____
_____
_____

Dinner — CALORIES

_____ _____
_____ _____
_____ _____
_____ _____
_____ _____

TOTAL: _____

_____
_____
_____
_____

Day

Breakfast   CALORIES

_____ _____
_____ _____
_____ _____
_____ _____
_____ _____
_____ _____

TOTAL: _____

Lunch   CALORIES

_____ _____
_____ _____
_____ _____
_____ _____
_____ _____
_____ _____

TOTAL: _____

Dinner   CALORIES

_____ _____
_____ _____
_____ _____
_____ _____
_____ _____
_____ _____

TOTAL: _____

Glasses of Water

Hours of Sleep: _____
Stress Level (1-10): _____
Exertion Level (1-10): _____
Energy Level (1-10): _____

Workout

_____
_____
_____
_____
_____
_____
_____
_____
_____
_____
_____
_____
_____

Day

Breakfast | CALORIES

_____ | _____
_____ | _____
_____ | _____
_____ | _____
_____ | _____
_____ | _____

TOTAL: | _____

Lunch | CALORIES

_____ | _____
_____ | _____
_____ | _____
_____ | _____
_____ | _____

TOTAL: | _____

Dinner | CALORIES

_____ | _____
_____ | _____
_____ | _____
_____ | _____
_____ | _____

TOTAL: | _____

Glasses of Water

Hours of Sleep: _____
Stress Level (1-10): _____
Exertion Level (1-10): _____
Energy Level (1-10): _____

Workout

_____
_____
_____
_____
_____
_____
_____
_____
_____
_____
_____
_____
_____

Day

Breakfast   CALORIES

_____

_____

_____

_____

_____

TOTAL: _____

Lunch   CALORIES

_____

_____

_____

_____

_____

TOTAL: _____

Dinner   CALORIES

_____

_____

_____

_____

_____

TOTAL: _____

Glasses of Water

Hours of Sleep: _____

Stress Level (1-10): _____

Exertion Level (1-10): _____

Energy Level (1-10): _____

Workout

_____

_____

_____

_____

_____

_____

_____

_____

_____

_____

_____

_____

Breakfast — CALORIES

TOTAL:	

Glasses of Water

Hours of Sleep: ——————————

Stress Level (1-10): ——————————

Exertion Level (1-10): ——————————

Energy Level (1-10): ——————————

Lunch — CALORIES

TOTAL:	

Workout

Dinner — CALORIES

TOTAL:	

Day

Breakfast   CALORIES

_____   _____
_____   _____
_____   _____
_____   _____
_____   _____

TOTAL: _____

Glasses of Water

Hours of Sleep: _____
Stress Level (1-10): _____
Exertion Level (1-10): _____
Energy Level (1-10): _____

Lunch   CALORIES

_____   _____
_____   _____
_____   _____
_____   _____
_____   _____

TOTAL: _____

Workout

_____
_____
_____
_____
_____
_____

Dinner   CALORIES

_____   _____
_____   _____
_____   _____
_____   _____
_____   _____

TOTAL: _____

_____
_____
_____
_____
_____
_____

Day

Breakfast   CALORIES

_____ _____

_____ _____

_____ _____

_____ _____

_____ _____

_____ _____

TOTAL: _____

Lunch   CALORIES

_____ _____

_____ _____

_____ _____

_____ _____

_____ _____

TOTAL: _____

Dinner   CALORIES

_____ _____

_____ _____

_____ _____

_____ _____

_____ _____

TOTAL: _____

Glasses of Water

Hours of Sleep: _____

Stress Level (1-10): _____

Exertion Level (1-10): _____

Energy Level (1-10): _____

Workout

_____

_____

_____

_____

_____

_____

_____

_____

_____

_____

_____

_____

_____

Day

Breakfast   CALORIES

_____ _____

_____ _____

_____ _____

_____ _____

_____ _____

TOTAL: _____   _____

Lunch   CALORIES

_____ _____

_____ _____

_____ _____

_____ _____

_____ _____

TOTAL: _____   _____

Dinner   CALORIES

_____ _____

_____ _____

_____ _____

_____ _____

_____ _____

TOTAL: _____   _____

Glasses of Water

Hours of Sleep: _____

Stress Level (1-10): _____

Exertion Level (1-10): _____

Energy Level (1-10): _____

Workout

_____

_____

_____

_____

_____

_____

_____

_____

_____

_____

_____

_____

Breakfast

	CALORIES
TOTAL:	

Glasses of Water

Hours of Sleep: —————————

Stress Level (1-10): —————————

Exertion Level (1-10): —————————

Energy Level (1-10): —————————

Lunch

	CALORIES
TOTAL:	

Workout

Dinner

	CALORIES
TOTAL:	

Day

Breakfast   CALORIES

_____ _____

_____ _____

_____ _____

_____ _____

_____ _____

_____ _____

TOTAL: _____   _____

Lunch   CALORIES

_____ _____

_____ _____

_____ _____

_____ _____

_____ _____

TOTAL: _____   _____

Dinner   CALORIES

_____ _____

_____ _____

_____ _____

_____ _____

_____ _____

TOTAL: _____   _____

Glasses of Water

Hours of Sleep: _____

Stress Level (1-10): _____

Exertion Level (1-10): _____

Energy Level (1-10): _____

Workout

_____

_____

_____

_____

_____

_____

_____

_____

_____

_____

_____

_____

_____

_____

_____

_____

Breakfast   CALORIES

_____   _____
_____   _____
_____   _____
_____   _____
_____   _____
_____   _____

TOTAL: _____

Lunch   CALORIES

_____   _____
_____   _____
_____   _____
_____   _____
_____   _____
_____   _____

TOTAL: _____

Dinner   CALORIES

_____   _____
_____   _____
_____   _____
_____   _____
_____   _____

TOTAL: _____

Glasses of Water

Hours of Sleep: _____
Stress Level (1-10): _____
Exertion Level (1-10): _____
Energy Level (1-10): _____

Workout

_____
_____
_____
_____
_____
_____
_____
_____
_____
_____
_____
_____
_____

Day

Breakfast
	CALORIES
TOTAL:	

Lunch
	CALORIES
TOTAL:	

Dinner
	CALORIES
TOTAL:	

Glasses of Water

Hours of Sleep: —————————

Stress Level (1-10): —————————

Exertion Level (1-10): —————————

Energy Level (1-10): —————————

Workout

Day

Breakfast CALORIES

_____
_____
_____
_____
_____
_____

TOTAL: _____

Lunch CALORIES

_____
_____
_____
_____
_____

TOTAL: _____

Dinner CALORIES

_____
_____
_____
_____
_____

TOTAL: _____

Glasses of Water

Hours of Sleep: _____
Stress Level (1-10): _____
Exertion Level (1-10): _____
Energy Level (1-10): _____

Workout

_____
_____
_____
_____
_____
_____
_____
_____
_____
_____
_____
_____
_____
_____

Day

Breakfast   CALORIES

_____ _____

_____ _____

_____ _____

_____ _____

_____ _____

TOTAL: _____

Lunch   CALORIES

_____ _____

_____ _____

_____ _____

_____ _____

_____ _____

TOTAL: _____

Dinner   CALORIES

_____ _____

_____ _____

_____ _____

_____ _____

_____ _____

TOTAL: _____

Glasses of Water

Hours of Sleep: _____

Stress Level (1-10): _____

Exertion Level (1-10): _____

Energy Level (1-10): _____

Workout

_____

_____

_____

_____

_____

_____

_____

_____

_____

_____

_____

_____

_____

_____

Day

Breakfast   CALORIES

_____   _____
_____   _____
_____   _____
_____   _____
_____   _____
_____   _____

TOTAL: _____

Lunch   CALORIES

_____   _____
_____   _____
_____   _____
_____   _____
_____   _____

TOTAL: _____

Dinner   CALORIES

_____   _____
_____   _____
_____   _____
_____   _____
_____   _____

TOTAL: _____

Glasses of Water

Hours of Sleep: _____

Stress Level (1-10): _____

Exertion Level (1-10): _____

Energy Level (1-10): _____

Workout

_____
_____
_____
_____
_____
_____
_____
_____
_____
_____
_____
_____
_____
_____
_____

Day

Breakfast   CALORIES

_____   _____
_____   _____
_____   _____
_____   _____
_____   _____
_____   _____
TOTAL: _____

Lunch   CALORIES

_____   _____
_____   _____
_____   _____
_____   _____
_____   _____
TOTAL: _____

Dinner   CALORIES

_____   _____
_____   _____
_____   _____
_____   _____
_____   _____
TOTAL: _____

Glasses of Water

Hours of Sleep: _____
Stress Level (1-10): _____
Exertion Level (1-10): _____
Energy Level (1-10): _____

Workout

_____
_____
_____
_____
_____
_____
_____
_____
_____
_____
_____
_____
_____
_____
_____
_____
_____

Day

Breakfast   CALORIES

_____ _____
_____ _____
_____ _____
_____ _____
_____ _____
_____ _____

TOTAL: _____

Glasses of Water

☐ ☐ ☐ ☐
☐ ☐ ☐ ☐

Hours of Sleep: _____
Stress Level (1-10): _____
Exertion Level (1-10): _____
Energy Level (1-10): _____

Lunch   CALORIES

_____ _____
_____ _____
_____ _____
_____ _____
_____ _____

TOTAL: _____

Workout

_____
_____
_____
_____
_____
_____
_____
_____
_____
_____
_____
_____
_____
_____

Dinner   CALORIES

_____ _____
_____ _____
_____ _____
_____ _____
_____ _____

TOTAL: _____

Day

Breakfast | CALORIES

_____ _____
_____ _____
_____ _____
_____ _____
_____ _____
_____ _____

TOTAL: _____

Lunch | CALORIES

_____ _____
_____ _____
_____ _____
_____ _____
_____ _____

TOTAL: _____

Dinner | CALORIES

_____ _____
_____ _____
_____ _____
_____ _____
_____ _____

TOTAL: _____

Glasses of Water

[ ] [ ] [ ] [ ]
[ ] [ ] [ ] [ ]

Hours of Sleep: _____
Stress Level (1-10): _____
Exertion Level (1-10): _____
Energy Level (1-10): _____

Workout

_____
_____
_____
_____
_____
_____
_____
_____
_____
_____
_____
_____
_____
_____
_____

Day

Breakfast

CALORIES

_____ _____

_____ _____

_____ _____

_____ _____

_____ _____

_____ _____

TOTAL: _____

Lunch

CALORIES

_____ _____

_____ _____

_____ _____

_____ _____

_____ _____

TOTAL: _____

Dinner

CALORIES

_____ _____

_____ _____

_____ _____

_____ _____

_____ _____

TOTAL: _____

Glasses of Water

Hours of Sleep: _____

Stress Level (1-10): _____

Exertion Level (1-10): _____

Energy Level (1-10): _____

Workout

_____

_____

_____

_____

_____

_____

_____

_____

_____

_____

_____

_____

Day

Breakfast
CALORIES

_____
_____
_____
_____
_____

TOTAL: _____

Glasses of Water

Hours of Sleep: _____
Stress Level (1-10): _____
Exertion Level (1-10): _____
Energy Level (1-10): _____

Lunch
CALORIES

_____
_____
_____
_____
_____

TOTAL: _____

Workout

_____
_____
_____
_____
_____
_____
_____

Dinner
CALORIES

_____
_____
_____
_____
_____

TOTAL: _____

_____
_____
_____
_____
_____
_____

Day

Breakfast | CALORIES

_____ _____
_____ _____
_____ _____
_____ _____
_____ _____

TOTAL: _____

Glasses of Water

Hours of Sleep: _____
Stress Level (1-10): _____
Exertion Level (1-10): _____
Energy Level (1-10): _____

Lunch | CALORIES

_____ _____
_____ _____
_____ _____
_____ _____
_____ _____

TOTAL: _____

Workout

_____
_____
_____
_____
_____
_____
_____

Dinner | CALORIES

_____ _____
_____ _____
_____ _____
_____ _____
_____ _____

TOTAL: _____

_____
_____
_____
_____
_____

Day

Breakfast   CALORIES

_____   _____
_____   _____
_____   _____
_____   _____
_____   _____
_____   _____

TOTAL: _____

Lunch   CALORIES

_____   _____
_____   _____
_____   _____
_____   _____
_____   _____

TOTAL: _____

Dinner   CALORIES

_____   _____
_____   _____
_____   _____
_____   _____
_____   _____

TOTAL: _____

Glasses of Water

Hours of Sleep: _____
Stress Level (1-10): _____
Exertion Level (1-10): _____
Energy Level (1-10): _____

Workout

_____
_____
_____
_____
_____
_____
_____
_____
_____
_____
_____
_____
_____
_____
_____
_____
_____
_____

Breakfast | CALORIES

_____ _____

_____ _____

_____ _____

_____ _____

_____ _____

_____ _____

TOTAL: _____

Lunch | CALORIES

_____ _____

_____ _____

_____ _____

_____ _____

_____ _____

_____ _____

TOTAL: _____

Dinner | CALORIES

_____ _____

_____ _____

_____ _____

_____ _____

_____ _____

_____ _____

TOTAL: _____

Glasses of Water

Hours of Sleep: _____

Stress Level (1-10): _____

Exertion Level (1-10): _____

Energy Level (1-10): _____

Workout

_____

_____

_____

_____

_____

_____

_____

_____

_____

_____

_____

_____

_____

Day

Breakfast   CALORIES

_____   _____
_____   _____
_____   _____
_____   _____
_____   _____
_____   _____

TOTAL: _____

Lunch   CALORIES

_____   _____
_____   _____
_____   _____
_____   _____
_____   _____

TOTAL: _____

Dinner   CALORIES

_____   _____
_____   _____
_____   _____
_____   _____
_____   _____

TOTAL: _____

Glasses of Water

Hours of Sleep: _____
Stress Level (1-10): _____
Exertion Level (1-10): _____
Energy Level (1-10): _____

Workout

_____
_____
_____
_____
_____
_____
_____
_____
_____
_____
_____
_____
_____
_____
_____
_____

Day

Breakfast
CALORIES

_____ _____
_____ _____
_____ _____
_____ _____
_____ _____
_____ _____

TOTAL: _____

Glasses of Water

Hours of Sleep: _____
Stress Level (1-10): _____
Exertion Level (1-10): _____
Energy Level (1-10): _____

Lunch
CALORIES

_____ _____
_____ _____
_____ _____
_____ _____
_____ _____

TOTAL: _____

Dinner
CALORIES

_____ _____
_____ _____
_____ _____
_____ _____

TOTAL: _____

Workout

_____
_____
_____
_____
_____
_____
_____
_____
_____
_____
_____
_____
_____

Day

Breakfast   CALORIES

_____

_____

_____

_____

_____

TOTAL: _____

Lunch   CALORIES

_____

_____

_____

_____

_____

TOTAL: _____

Dinner   CALORIES

_____

_____

_____

_____

_____

TOTAL: _____

Glasses of Water

Hours of Sleep: _____

Stress Level (1-10): _____

Exertion Level (1-10): _____

Energy Level (1-10): _____

Workout

_____

_____

_____

_____

_____

_____

_____

_____

_____

_____

_____

_____

_____

_____

_____

_____

Day

Breakfast
CALORIES

_____ _____
_____ _____
_____ _____
_____ _____
_____ _____
_____ _____

TOTAL: _____

Lunch
CALORIES

_____ _____
_____ _____
_____ _____
_____ _____
_____ _____

TOTAL: _____

Dinner
CALORIES

_____ _____
_____ _____
_____ _____
_____ _____
_____ _____

TOTAL: _____

Glasses of Water

Hours of Sleep: _____
Stress Level (1-10): _____
Exertion Level (1-10): _____
Energy Level (1-10): _____

Workout

_____
_____
_____
_____
_____
_____
_____
_____
_____
_____
_____
_____
_____

Breakfast CALORIES

Glasses of Water

_____

_____

_____

_____

_____

_____

TOTAL: _____

Hours of Sleep: _____

Stress Level (1-10): _____

Exertion Level (1-10): _____

Energy Level (1-10): _____

Lunch CALORIES

Workout

_____

_____

_____

_____

_____

TOTAL: _____

Dinner CALORIES

_____

_____

_____

_____

_____

TOTAL: _____

Day

Breakfast CALORIES

_____ _____
_____ _____
_____ _____
_____ _____
_____ _____
_____ _____

TOTAL: _____

Lunch CALORIES

_____ _____
_____ _____
_____ _____
_____ _____
_____ _____

TOTAL: _____

Dinner CALORIES

_____ _____
_____ _____
_____ _____
_____ _____
_____ _____

TOTAL: _____

Glasses of Water

Hours of Sleep: _____
Stress Level (1-10): _____
Exertion Level (1-10): _____
Energy Level (1-10): _____

Workout

_____
_____
_____
_____
_____
_____
_____
_____
_____
_____
_____
_____
_____
_____

Day

Breakfast | CALORIES

_____ _____
_____ _____
_____ _____
_____ _____
_____ _____

TOTAL: _____

Lunch | CALORIES

_____ _____
_____ _____
_____ _____
_____ _____
_____ _____

TOTAL: _____

Dinner | CALORIES

_____ _____
_____ _____
_____ _____
_____ _____
_____ _____

TOTAL: _____

Glasses of Water

Hours of Sleep: _____
Stress Level (1-10): _____
Exertion Level (1-10): _____
Energy Level (1-10): _____

Workout

_____
_____
_____
_____
_____
_____
_____
_____
_____
_____
_____
_____
_____
_____
_____

Breakfast — CALORIES

_____ _____
_____ _____
_____ _____
_____ _____
_____ _____

TOTAL: _____

Glasses of Water

☐ ☐ ☐ ☐
☐ ☐ ☐ ☐

Hours of Sleep: _____
Stress Level (1-10): _____
Exertion Level (1-10): _____
Energy Level (1-10): _____

Lunch — CALORIES

_____ _____
_____ _____
_____ _____
_____ _____
_____ _____

TOTAL: _____

Workout

_____
_____
_____
_____
_____
_____
_____
_____
_____
_____
_____
_____
_____
_____

Dinner — CALORIES

_____ _____
_____ _____
_____ _____
_____ _____
_____ _____

TOTAL: _____

Day

Breakfast CALORIES

_____ _____
_____ _____
_____ _____
_____ _____
_____ _____

TOTAL: _____

Lunch CALORIES

_____ _____
_____ _____
_____ _____
_____ _____
_____ _____

TOTAL: _____

Dinner CALORIES

_____ _____
_____ _____
_____ _____
_____ _____
_____ _____

TOTAL: _____

Glasses of Water

Hours of Sleep: _____
Stress Level (1-10): _____
Exertion Level (1-10): _____
Energy Level (1-10): _____

Workout

_____
_____
_____
_____
_____
_____
_____
_____
_____
_____
_____
_____
_____
_____
_____

Breakfast | CALORIES

_____ _____

_____ _____

_____ _____

_____ _____

_____ _____

_____ _____

TOTAL: _____

Lunch | CALORIES

_____ _____

_____ _____

_____ _____

_____ _____

_____ _____

TOTAL: _____

Dinner | CALORIES

_____ _____

_____ _____

_____ _____

_____ _____

TOTAL: _____

Glasses of Water

▯ ▯ ▯ ▯

▯ ▯ ▯ ▯

Hours of Sleep: _____

Stress Level (1-10): _____

Exertion Level (1-10): _____

Energy Level (1-10): _____

Workout

_____

_____

_____

_____

_____

_____

_____

_____

_____

_____

_____

_____

_____

_____

_____

_____

Day

Breakfast   CALORIES

_____

_____

_____

_____

_____

_____

TOTAL: _____

Lunch   CALORIES

_____

_____

_____

_____

_____

_____

TOTAL: _____

Dinner   CALORIES

_____

_____

_____

_____

_____

TOTAL: _____

Glasses of Water

Hours of Sleep: _____
Stress Level (1-10): _____
Exertion Level (1-10): _____
Energy Level (1-10): _____

Workout

_____

_____

_____

_____

_____

_____

_____

_____

_____

_____

_____

_____

_____

_____

Breakfast CALORIES

_____ _____
_____ _____
_____ _____
_____ _____
_____ _____
_____ _____

TOTAL: _____

Glasses of Water

Hours of Sleep: _____
Stress Level (1-10): _____
Exertion Level (1-10): _____
Energy Level (1-10): _____

Lunch CALORIES

_____ _____
_____ _____
_____ _____
_____ _____
_____ _____

TOTAL: _____

Workout

_____
_____
_____
_____
_____
_____
_____
_____

Dinner CALORIES

_____ _____
_____ _____
_____ _____
_____ _____
_____ _____

TOTAL: _____

_____
_____
_____
_____
_____

Breakfast — CALORIES

_____
_____
_____
_____
_____
_____

TOTAL: _____

Glasses of Water

☐ ☐ ☐ ☐
☐ ☐ ☐ ☐

Hours of Sleep: _____
Stress Level (1-10): _____
Exertion Level (1-10): _____
Energy Level (1-10): _____

Lunch — CALORIES

_____
_____
_____
_____
_____

TOTAL: _____

Workout

_____
_____
_____
_____
_____
_____

Dinner — CALORIES

_____
_____
_____
_____
_____

TOTAL: _____

_____
_____
_____
_____
_____

Day

Breakfast   CALORIES

_____ _____
_____ _____
_____ _____
_____ _____
_____ _____

TOTAL: _____

Lunch   CALORIES

_____ _____
_____ _____
_____ _____
_____ _____
_____ _____

TOTAL: _____

Dinner   CALORIES

_____ _____
_____ _____
_____ _____
_____ _____

TOTAL: _____

Glasses of Water

Hours of Sleep: _____
Stress Level (1-10): _____
Exertion Level (1-10): _____
Energy Level (1-10): _____

Workout

_____
_____
_____
_____
_____
_____
_____
_____
_____
_____
_____
_____
_____

Day

Breakfast   CALORIES

_____ _____

_____ _____

_____ _____

_____ _____

_____ _____

_____ _____

TOTAL: _____   _____

Lunch   CALORIES

_____ _____

_____ _____

_____ _____

_____ _____

_____ _____

TOTAL: _____   _____

Dinner   CALORIES

_____ _____

_____ _____

_____ _____

_____ _____

_____ _____

TOTAL: _____   _____

Glasses of Water

Hours of Sleep: _____

Stress Level (1-10): _____

Exertion Level (1-10): _____

Energy Level (1-10): _____

Workout

_____

_____

_____

_____

_____

_____

_____

_____

_____

_____

_____

_____

_____

Day

Breakfast CALORIES

_____ _____
_____ _____
_____ _____
_____ _____
_____ _____
_____ _____

TOTAL: _____

Glasses of Water

Hours of Sleep: _____
Stress Level (1-10): _____
Exertion Level (1-10): _____
Energy Level (1-10): _____

Lunch CALORIES

_____ _____
_____ _____
_____ _____
_____ _____
_____ _____
_____ _____

TOTAL: _____

Workout

_____
_____
_____
_____
_____
_____
_____

Dinner CALORIES

_____ _____
_____ _____
_____ _____
_____ _____
_____ _____

TOTAL: _____

_____
_____
_____
_____
_____
_____

Day

Breakfast   CALORIES

_____   _____
_____   _____
_____   _____
_____   _____
_____   _____
_____   _____

TOTAL: _____

Glasses of Water

Hours of Sleep: _____
Stress Level (1-10): _____
Exertion Level (1-10): _____
Energy Level (1-10): _____

Lunch   CALORIES

_____   _____
_____   _____
_____   _____
_____   _____
_____   _____
_____   _____

TOTAL: _____

Workout

_____
_____
_____
_____
_____
_____
_____

Dinner   CALORIES

_____   _____
_____   _____
_____   _____
_____   _____
_____   _____

TOTAL: _____

_____
_____
_____
_____
_____

Breakfast

CALORIES

_____ _____

_____ _____

_____ _____

_____ _____

_____ _____

_____ _____

TOTAL: _____

Glasses of Water

Hours of Sleep: _____

Stress Level (1-10): _____

Exertion Level (1-10): _____

Energy Level (1-10): _____

Lunch

CALORIES

_____ _____

_____ _____

_____ _____

_____ _____

_____ _____

TOTAL: _____

Workout

_____

_____

_____

_____

_____

_____

_____

Dinner

CALORIES

_____ _____

_____ _____

_____ _____

_____ _____

_____ _____

TOTAL: _____

_____

_____

_____

_____

_____

Breakfast   CALORIES

_____   _____

_____   _____

_____   _____

_____   _____

_____   _____

_____   _____

TOTAL: _____

Lunch   CALORIES

_____   _____

_____   _____

_____   _____

_____   _____

_____   _____

TOTAL: _____

Dinner   CALORIES

_____   _____

_____   _____

_____   _____

_____   _____

_____   _____

TOTAL: _____

Glasses of Water

Hours of Sleep: _____

Stress Level (1-10): _____

Exertion Level (1-10): _____

Energy Level (1-10): _____

Workout

_____

_____

_____

_____

_____

_____

_____

_____

_____

_____

_____

_____

_____

_____

Day

Breakfast   CALORIES

_____   _____
_____   _____
_____   _____
_____   _____
_____   _____
_____   _____

TOTAL: _____

Glasses of Water

Hours of Sleep: _____
Stress Level (1-10): _____
Exertion Level (1-10): _____
Energy Level (1-10): _____

Lunch   CALORIES

_____   _____
_____   _____
_____   _____
_____   _____
_____   _____
_____   _____

TOTAL: _____

Workout

_____
_____
_____
_____
_____
_____
_____
_____

Dinner   CALORIES

_____   _____
_____   _____
_____   _____
_____   _____
_____   _____
_____   _____

TOTAL: _____

Day

Breakfast   CALORIES

_____   _____

_____   _____

_____   _____

_____   _____

_____   _____

_____   _____

TOTAL: _____

Glasses of Water

☐ ☐ ☐ ☐

☐ ☐ ☐ ☐

Hours of Sleep: _____

Stress Level (1-10): _____

Exertion Level (1-10): _____

Energy Level (1-10): _____

Lunch   CALORIES

_____   _____

_____   _____

_____   _____

_____   _____

_____   _____

TOTAL: _____

Workout

_____

_____

_____

_____

_____

_____

_____

_____

_____

Dinner   CALORIES

_____   _____

_____   _____

_____   _____

_____   _____

_____   _____

TOTAL: _____

_____

_____

_____

_____

_____

Breakfast | CALORIES

TOTAL:	

Glasses of Water

Hours of Sleep: ————————————

Stress Level (1-10): ————————————

Exertion Level (1-10): ————————————

Energy Level (1-10): ————————————

Lunch | CALORIES

TOTAL:	

Workout

Dinner | CALORIES

TOTAL:	

Day

Breakfast   CALORIES

_____ _____

_____ _____

_____ _____

_____ _____

_____ _____

TOTAL: _____

Glasses of Water

Hours of Sleep: _____

Stress Level (1-10): _____

Exertion Level (1-10): _____

Energy Level (1-10): _____

Lunch   CALORIES

_____ _____

_____ _____

_____ _____

_____ _____

_____ _____

TOTAL: _____

Workout

_____

_____

_____

_____

_____

Dinner   CALORIES

_____ _____

_____ _____

_____ _____

_____ _____

_____ _____

TOTAL: _____

Breakfast | CALORIES

_____ _____

_____ _____

_____ _____

_____ _____

_____ _____

_____ _____

TOTAL: _____

Glasses of Water

Hours of Sleep: _____

Stress Level (1-10): _____

Exertion Level (1-10): _____

Energy Level (1-10): _____

Lunch | CALORIES

_____ _____

_____ _____

_____ _____

_____ _____

_____ _____

TOTAL: _____

Workout

_____

_____

_____

_____

_____

_____

_____

_____

_____

_____

_____

_____

_____

Dinner | CALORIES

_____ _____

_____ _____

_____ _____

_____ _____

_____ _____

TOTAL: _____

Day

Breakfast   CALORIES

_____   _____
_____   _____
_____   _____
_____   _____
_____   _____

TOTAL: _____

Glasses of Water

Hours of Sleep: _____
Stress Level (1-10): _____
Exertion Level (1-10): _____
Energy Level (1-10): _____

Lunch   CALORIES

_____   _____
_____   _____
_____   _____
_____   _____
_____   _____

TOTAL: _____

Workout

_____
_____
_____
_____
_____
_____

Dinner   CALORIES

_____   _____
_____   _____
_____   _____
_____   _____
_____   _____

TOTAL: _____

_____
_____
_____
_____

Day

Breakfast   CALORIES

_____   _____

_____   _____

_____   _____

_____   _____

_____   _____

_____   _____

TOTAL: _____

Lunch   CALORIES

_____   _____

_____   _____

_____   _____

_____   _____

_____   _____

_____   _____

TOTAL: _____

Dinner   CALORIES

_____   _____

_____   _____

_____   _____

_____   _____

_____   _____

TOTAL: _____

Glasses of Water

Hours of Sleep: _____

Stress Level (1-10): _____

Exertion Level (1-10): _____

Energy Level (1-10): _____

Workout

_____

_____

_____

_____

_____

_____

_____

_____

_____

_____

_____

_____

_____

_____

Day

Breakfast   CALORIES

_____   _____

_____   _____

_____   _____

_____   _____

_____   _____

TOTAL: _____

Lunch   CALORIES

_____   _____

_____   _____

_____   _____

_____   _____

_____   _____

TOTAL: _____

Dinner   CALORIES

_____   _____

_____   _____

_____   _____

_____   _____

_____   _____

TOTAL: _____

Glasses of Water

Hours of Sleep: _____

Stress Level (1-10): _____

Exertion Level (1-10): _____

Energy Level (1-10): _____

Workout

_____

_____

_____

_____

_____

_____

_____

_____

_____

_____

_____

_____

_____

_____

_____

Day

Breakfast   CALORIES

_____ _____
_____ _____
_____ _____
_____ _____
_____ _____
_____ _____

TOTAL: _____

Lunch   CALORIES

_____ _____
_____ _____
_____ _____
_____ _____
_____ _____
_____ _____

TOTAL: _____

Dinner   CALORIES

_____ _____
_____ _____
_____ _____
_____ _____
_____ _____

TOTAL: _____

Glasses of Water

Hours of Sleep: _____
Stress Level (1-10): _____
Exertion Level (1-10): _____
Energy Level (1-10): _____

Workout

_____
_____
_____
_____
_____
_____
_____
_____
_____
_____
_____
_____
_____
_____

Day

Breakfast   CALORIES

_____ _____

_____ _____

_____ _____

_____ _____

_____ _____

TOTAL: _____

Lunch   CALORIES

_____ _____

_____ _____

_____ _____

_____ _____

_____ _____

TOTAL: _____

Dinner   CALORIES

_____ _____

_____ _____

_____ _____

_____ _____

_____ _____

TOTAL: _____

Glasses of Water

Hours of Sleep: _____

Stress Level (1-10): _____

Exertion Level (1-10): _____

Energy Level (1-10): _____

Workout

_____

_____

_____

_____

_____

_____

_____

_____

_____

_____

_____

_____

_____

_____

_____

Day

Breakfast
CALORIES

_____ _____
_____ _____
_____ _____
_____ _____
_____ _____
_____ _____

TOTAL: _____

Lunch
CALORIES

_____ _____
_____ _____
_____ _____
_____ _____
_____ _____
_____ _____

TOTAL: _____

Dinner
CALORIES

_____ _____
_____ _____
_____ _____
_____ _____
_____ _____

TOTAL: _____

Glasses of Water

Hours of Sleep: _____
Stress Level (1-10): _____
Exertion Level (1-10): _____
Energy Level (1-10): _____

Workout

_____
_____
_____
_____
_____
_____
_____
_____
_____
_____
_____
_____

Breakfast   CALORIES

_____ _____
_____ _____
_____ _____
_____ _____
_____ _____
_____ _____

TOTAL: _____

Glasses of Water

Hours of Sleep: _____
Stress Level (1-10): _____
Exertion Level (1-10): _____
Energy Level (1-10): _____

Lunch   CALORIES

_____ _____
_____ _____
_____ _____
_____ _____
_____ _____
_____ _____

TOTAL: _____

Workout

_____
_____
_____
_____
_____
_____
_____
_____
_____
_____
_____
_____
_____
_____

Dinner   CALORIES

_____ _____
_____ _____
_____ _____
_____ _____
_____ _____
_____ _____

TOTAL: _____

Day

Breakfast   CALORIES

_____ _____
_____ _____
_____ _____
_____ _____
_____ _____
_____ _____

TOTAL: _____ _____

Lunch   CALORIES

_____ _____
_____ _____
_____ _____
_____ _____
_____ _____
_____ _____

TOTAL: _____ _____

Dinner   CALORIES

_____ _____
_____ _____
_____ _____
_____ _____
_____ _____
_____ _____

TOTAL: _____ _____

Glasses of Water

Hours of Sleep: _____
Stress Level (1-10): _____
Exertion Level (1-10): _____
Energy Level (1-10): _____

Workout

_____
_____
_____
_____
_____
_____
_____
_____
_____
_____
_____
_____
_____
_____
_____
_____

Day

Breakfast
CALORIES

_____ _____

_____ _____

_____ _____

_____ _____

_____ _____

TOTAL: _____

Lunch
CALORIES

_____ _____

_____ _____

_____ _____

_____ _____

_____ _____

TOTAL: _____

Dinner
CALORIES

_____ _____

_____ _____

_____ _____

_____ _____

_____ _____

TOTAL: _____

Glasses of Water

Hours of Sleep: _____

Stress Level (1-10): _____

Exertion Level (1-10): _____

Energy Level (1-10): _____

Workout

_____

_____

_____

_____

_____

_____

_____

_____

_____

_____

_____

_____

_____

_____

Breakfast | CALORIES

————————————	————
————————————	————
————————————	————
————————————	————
————————————	————
————————————	————
TOTAL:	————

Glasses of Water

Hours of Sleep: ————————————

Stress Level (1-10): ————————————

Exertion Level (1-10): ————————————

Energy Level (1-10): ————————————

Lunch | CALORIES

————————————	————
————————————	————
————————————	————
————————————	————
————————————	————
TOTAL:	————

Workout

————————————————

————————————————

————————————————

————————————————

————————————————

————————————————

————————————————

Dinner | CALORIES

————————————	————
————————————	————
————————————	————
————————————	————
————————————	————
TOTAL:	————

Day

Breakfast
CALORIES

_____

_____

_____

_____

_____

TOTAL: _____

Lunch
CALORIES

_____

_____

_____

_____

_____

TOTAL: _____

Dinner
CALORIES

_____

_____

_____

_____

_____

TOTAL: _____

Glasses of Water

Hours of Sleep: _____

Stress Level (1-10): _____

Exertion Level (1-10): _____

Energy Level (1-10): _____

Workout

_____

_____

_____

_____

_____

_____

_____

_____

_____

_____

_____

_____

_____

_____

_____

Day

Breakfast | CALORIES

_____ _____
_____ _____
_____ _____
_____ _____
_____ _____
_____ _____
TOTAL: _____

Lunch | CALORIES

_____ _____
_____ _____
_____ _____
_____ _____
_____ _____
_____ _____
TOTAL: _____

Dinner | CALORIES

_____ _____
_____ _____
_____ _____
_____ _____
_____ _____
TOTAL: _____

Glasses of Water

Hours of Sleep: _____
Stress Level (1-10): _____
Exertion Level (1-10): _____
Energy Level (1-10): _____

Workout

_____
_____
_____
_____
_____
_____
_____
_____
_____
_____
_____
_____

Day

Breakfast
CALORIES

_____ _____
_____ _____
_____ _____
_____ _____
_____ _____
_____ _____

TOTAL: _____

Lunch
CALORIES

_____ _____
_____ _____
_____ _____
_____ _____
_____ _____

TOTAL: _____

Dinner
CALORIES

_____ _____
_____ _____
_____ _____
_____ _____
_____ _____

TOTAL: _____

Glasses of Water

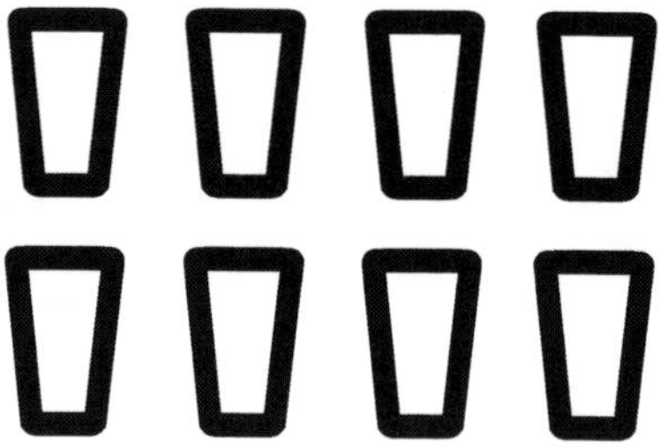

Hours of Sleep: _____
Stress Level (1-10): _____
Exertion Level (1-10): _____
Energy Level (1-10): _____

Workout

_____
_____
_____
_____
_____
_____
_____
_____
_____
_____
_____
_____
_____
_____

Breakfast

	CALORIES
_____	_____
_____	_____
_____	_____
_____	_____
_____	_____
_____	_____
TOTAL:	_____

Glasses of Water

Hours of Sleep: _____

Stress Level (1-10): _____

Exertion Level (1-10): _____

Energy Level (1-10): _____

Lunch

	CALORIES
_____	_____
_____	_____
_____	_____
_____	_____
_____	_____
TOTAL:	_____

Workout

_____

_____

_____

_____

_____

_____

_____

Dinner

	CALORIES
_____	_____
_____	_____
_____	_____
_____	_____
_____	_____
TOTAL:	_____

Day

Breakfast — CALORIES

_____ _____
_____ _____
_____ _____
_____ _____
_____ _____
_____ _____

TOTAL: _____

Glasses of Water

Hours of Sleep: _____
Stress Level (1-10): _____
Exertion Level (1-10): _____
Energy Level (1-10): _____

Lunch — CALORIES

_____ _____
_____ _____
_____ _____
_____ _____
_____ _____

TOTAL: _____

Workout

_____
_____
_____
_____
_____
_____
_____

Dinner — CALORIES

_____ _____
_____ _____
_____ _____
_____ _____
_____ _____

TOTAL: _____

_____
_____
_____
_____
_____
_____

Day

Breakfast   CALORIES

_____ _____

_____ _____

_____ _____

_____ _____

_____ _____

_____ _____

TOTAL: _____

Glasses of Water

Hours of Sleep: _____

Stress Level (1-10): _____

Exertion Level (1-10): _____

Energy Level (1-10): _____

Lunch   CALORIES

_____ _____

_____ _____

_____ _____

_____ _____

_____ _____

TOTAL: _____

Workout

_____

_____

_____

_____

_____

_____

_____

_____

Dinner   CALORIES

_____ _____

_____ _____

_____ _____

_____ _____

_____ _____

TOTAL: _____

_____

_____

_____

_____

_____

_____

_____

Day

Breakfast · CALORIES

_____ _____
_____ _____
_____ _____
_____ _____
_____ _____

TOTAL: _____

Lunch · CALORIES

_____ _____
_____ _____
_____ _____
_____ _____
_____ _____

TOTAL: _____

Dinner · CALORIES

_____ _____
_____ _____
_____ _____
_____ _____
_____ _____

TOTAL: _____

Glasses of Water

Hours of Sleep: _____
Stress Level (1-10): _____
Exertion Level (1-10): _____
Energy Level (1-10): _____

Workout

_____
_____
_____
_____
_____
_____
_____
_____
_____
_____
_____
_____
_____

Day

Breakfast — CALORIES

_____ _____
_____ _____
_____ _____
_____ _____
_____ _____
_____ _____

TOTAL: _____

Lunch — CALORIES

_____ _____
_____ _____
_____ _____
_____ _____
_____ _____
_____ _____

TOTAL: _____

Dinner — CALORIES

_____ _____
_____ _____
_____ _____
_____ _____
_____ _____

TOTAL: _____

Glasses of Water

Hours of Sleep: _____
Stress Level (1-10): _____
Exertion Level (1-10): _____
Energy Level (1-10): _____

Workout

_____
_____
_____
_____
_____
_____
_____
_____
_____
_____
_____
_____
_____

Day

Breakfast   CALORIES

_____ _____
_____ _____
_____ _____
_____ _____
_____ _____
_____ _____

TOTAL: _____

Lunch   CALORIES

_____ _____
_____ _____
_____ _____
_____ _____
_____ _____
_____ _____

TOTAL: _____

Dinner   CALORIES

_____ _____
_____ _____
_____ _____
_____ _____
_____ _____
_____ _____

TOTAL: _____

Glasses of Water

Hours of Sleep: _____
Stress Level (1-10): _____
Exertion Level (1-10): _____
Energy Level (1-10): _____

Workout

_____
_____
_____
_____
_____
_____
_____
_____
_____
_____
_____
_____
_____

Day

Breakfast   CALORIES

_____ _____

_____ _____

_____ _____

_____ _____

_____ _____

_____ _____

TOTAL: _____

Lunch   CALORIES

_____ _____

_____ _____

_____ _____

_____ _____

_____ _____

TOTAL: _____

Dinner   CALORIES

_____ _____

_____ _____

_____ _____

_____ _____

_____ _____

TOTAL: _____

Glasses of Water

Hours of Sleep: _____

Stress Level (1-10): _____

Exertion Level (1-10): _____

Energy Level (1-10): _____

Workout

_____

_____

_____

_____

_____

_____

_____

_____

_____

_____

_____

_____

_____

_____

_____

Day

Breakfast
CALORIES

_____
_____
_____
_____
_____
_____

TOTAL: _____

Lunch
CALORIES

_____
_____
_____
_____
_____
_____

TOTAL: _____

Dinner
CALORIES

_____
_____
_____
_____
_____
_____

TOTAL: _____

Glasses of Water

Hours of Sleep: _____
Stress Level (1-10): _____
Exertion Level (1-10): _____
Energy Level (1-10): _____

Workout

_____
_____
_____
_____
_____
_____
_____
_____
_____
_____
_____
_____
_____

Day

Breakfast | CALORIES

_____ _____
_____ _____
_____ _____
_____ _____
_____ _____
_____ _____

TOTAL: _____

Glasses of Water

Hours of Sleep: _____
Stress Level (1-10): _____
Exertion Level (1-10): _____
Energy Level (1-10): _____

Lunch | CALORIES

_____
_____
_____
_____
_____
_____

TOTAL: _____

Workout

_____
_____
_____
_____
_____
_____
_____
_____

Dinner | CALORIES

_____
_____
_____
_____
_____
_____

TOTAL: _____

Day

Breakfast   CALORIES

_____   _____

_____   _____

_____   _____

_____   _____

_____   _____

TOTAL: _____

Glasses of Water

☐ ☐ ☐ ☐

☐ ☐ ☐ ☐

Hours of Sleep: _____

Stress Level (1-10): _____

Exertion Level (1-10): _____

Energy Level (1-10): _____

Lunch   CALORIES

_____   _____

_____   _____

_____   _____

_____   _____

_____   _____

TOTAL: _____

Workout

_____

_____

_____

_____

_____

_____

Dinner   CALORIES

_____   _____

_____   _____

_____   _____

_____   _____

_____   _____

TOTAL: _____

_____

_____

_____

_____

Day

Breakfast	CALORIES
TOTAL:	

Lunch	CALORIES
TOTAL:	

Dinner	CALORIES
TOTAL:	

Glasses of Water

Hours of Sleep: ——————————

Stress Level (1-10): ——————————

Exertion Level (1-10): ——————————

Energy Level (1-10): ——————————

Workout

Day

Breakfast | CALORIES

Glasses of Water

☐ ☐ ☐ ☐

☐ ☐ ☐ ☐

Hours of Sleep: —————————
Stress Level (1-10): —————————
TOTAL: _____   Exertion Level (1-10): —————————
Energy Level (1-10): —————————

Lunch | CALORIES

Workout

TOTAL: _____

Dinner | CALORIES

TOTAL: _____

Breakfast | CALORIES

_____ _____

_____ _____

_____ _____

_____ _____

_____ _____

_____ _____

TOTAL: _____

Lunch | CALORIES

_____ _____

_____ _____

_____ _____

_____ _____

_____ _____

_____ _____

TOTAL: _____

Dinner | CALORIES

_____ _____

_____ _____

_____ _____

_____ _____

_____ _____

TOTAL: _____

Glasses of Water

Hours of Sleep: _____

Stress Level (1-10): _____

Exertion Level (1-10): _____

Energy Level (1-10): _____

Workout

_____

_____

_____

_____

_____

_____

_____

_____

_____

_____

_____

_____

_____

_____

Day

Breakfast | CALORIES

_____   _____
_____   _____
_____   _____
_____   _____
_____   _____
_____   _____

TOTAL: _____

Lunch | CALORIES

_____   _____
_____   _____
_____   _____
_____   _____
_____   _____
_____   _____

TOTAL: _____

Dinner | CALORIES

_____   _____
_____   _____
_____   _____
_____   _____
_____   _____
_____   _____

TOTAL: _____

Glasses of Water

Hours of Sleep: _____
Stress Level (1-10): _____
Exertion Level (1-10): _____
Energy Level (1-10): _____

Workout

_____
_____
_____
_____
_____
_____
_____
_____
_____
_____
_____
_____
_____

Day

Breakfast CALORIES

_____ _____
_____ _____
_____ _____
_____ _____
_____ _____
_____ _____

TOTAL: _____

Lunch CALORIES

_____ _____
_____ _____
_____ _____
_____ _____
_____ _____

TOTAL: _____

Dinner CALORIES

_____ _____
_____ _____
_____ _____
_____ _____
_____ _____

TOTAL: _____

Glasses of Water

Hours of Sleep: _____
Stress Level (1-10): _____
Exertion Level (1-10): _____
Energy Level (1-10): _____

Workout

_____
_____
_____
_____
_____
_____
_____
_____
_____
_____
_____

Day

Breakfast   CALORIES

_____   _____

_____   _____

_____   _____

_____   _____

_____   _____

_____   _____

TOTAL: _____

Glasses of Water

☐ ☐ ☐ ☐

☐ ☐ ☐ ☐

Hours of Sleep: _____

Stress Level (1-10): _____

Exertion Level (1-10): _____

Energy Level (1-10): _____

Lunch   CALORIES

_____   _____

_____   _____

_____   _____

_____   _____

_____   _____

TOTAL: _____

Workout

_____

_____

_____

_____

_____

_____

Dinner   CALORIES

_____   _____

_____   _____

_____   _____

_____   _____

_____   _____

TOTAL: _____

_____

_____

_____

_____

_____

_____

_____

Day

Breakfast
CALORIES

_____ _____
_____ _____
_____ _____
_____ _____
_____ _____
_____ _____

TOTAL: _____

Lunch
CALORIES

_____ _____
_____ _____
_____ _____
_____ _____
_____ _____

TOTAL: _____

Dinner
CALORIES

_____ _____
_____ _____
_____ _____
_____ _____
_____ _____

TOTAL:

Glasses of Water

Hours of Sleep: _____
Stress Level (1-10): _____
Exertion Level (1-10): _____
Energy Level (1-10): _____

Workout

_____
_____
_____
_____
_____
_____
_____
_____
_____
_____
_____
_____

Day

Breakfast   CALORIES

_____   _____
_____   _____
_____   _____
_____   _____
_____   _____
_____   _____

TOTAL: _____

Lunch   CALORIES

_____   _____
_____   _____
_____   _____
_____   _____
_____   _____
_____   _____

TOTAL: _____

Dinner   CALORIES

_____   _____
_____   _____
_____   _____
_____   _____
_____   _____

TOTAL: _____

Glasses of Water

Hours of Sleep: _____
Stress Level (1-10): _____
Exertion Level (1-10): _____
Energy Level (1-10): _____

Workout

_____
_____
_____
_____
_____
_____
_____
_____
_____
_____
_____
_____
_____

Day

Breakfast | CALORIES

_____ _____

_____ _____

_____ _____

_____ _____

_____ _____

_____ _____

TOTAL: _____

Lunch | CALORIES

_____ _____

_____ _____

_____ _____

_____ _____

_____ _____

_____ _____

TOTAL: _____

Dinner | CALORIES

_____ _____

_____ _____

_____ _____

_____ _____

_____ _____

TOTAL: _____

Glasses of Water

Hours of Sleep: _____

Stress Level (1-10): _____

Exertion Level (1-10): _____

Energy Level (1-10): _____

Workout

_____

_____

_____

_____

_____

_____

_____

_____

_____

_____

_____

_____

_____

_____

Day

Breakfast   CALORIES

_____ _____
_____ _____
_____ _____
_____ _____
_____ _____
_____ _____

TOTAL: _____

Glasses of Water

Hours of Sleep: _____
Stress Level (1-10): _____
Exertion Level (1-10): _____
Energy Level (1-10): _____

Lunch   CALORIES

_____ _____
_____ _____
_____ _____
_____ _____
_____ _____
_____ _____

TOTAL: _____

Workout

_____
_____
_____
_____
_____
_____

Dinner   CALORIES

_____ _____
_____ _____
_____ _____
_____ _____
_____ _____
_____ _____

TOTAL: _____

_____
_____
_____
_____
_____
_____
_____

Breakfast   CALORIES

_____   _____

_____   _____

_____   _____

_____   _____

_____   _____

_____   _____

TOTAL: _____

Glasses of Water

Hours of Sleep: _____

Stress Level (1-10): _____

Exertion Level (1-10): _____

Energy Level (1-10): _____

Lunch   CALORIES

_____   _____

_____   _____

_____   _____

_____   _____

_____   _____

_____   _____

TOTAL: _____

Workout

_____

_____

_____

_____

_____

_____

_____

_____

Dinner   CALORIES

_____   _____

_____   _____

_____   _____

_____   _____

_____   _____

_____   _____

TOTAL: _____

_____

_____

_____

_____

Day

Breakfast

CALORIES

_____ _____
_____ _____
_____ _____
_____ _____
_____ _____

TOTAL: _____

Lunch

CALORIES

_____ _____
_____ _____
_____ _____
_____ _____
_____ _____

TOTAL: _____

Dinner

CALORIES

_____ _____
_____ _____
_____ _____
_____ _____
_____ _____

TOTAL: _____

Glasses of Water

Hours of Sleep: _____
Stress Level (1-10): _____
Exertion Level (1-10): _____
Energy Level (1-10): _____

Workout

_____
_____
_____
_____
_____
_____
_____
_____
_____
_____
_____
_____
_____

Day

Breakfast
CALORIES

_____ _____
_____ _____
_____ _____
_____ _____
_____ _____
_____ _____

TOTAL: _____

Glasses of Water

Hours of Sleep: _____
Stress Level (1-10): _____
Exertion Level (1-10): _____
Energy Level (1-10): _____

Lunch
CALORIES

_____ _____
_____ _____
_____ _____
_____ _____
_____ _____
_____ _____

TOTAL: _____

Workout

_____
_____
_____
_____
_____
_____
_____
_____

Dinner
CALORIES

_____ _____
_____ _____
_____ _____
_____ _____
_____ _____

_____
_____
_____

TOTAL: _____

Day

Breakfast
CALORIES

_____ _____
_____ _____
_____ _____
_____ _____
_____ _____

TOTAL: _____

Lunch
CALORIES

_____ _____
_____ _____
_____ _____
_____ _____
_____ _____

TOTAL: _____

Dinner
CALORIES

_____ _____
_____ _____
_____ _____
_____ _____
_____ _____

TOTAL: _____

Glasses of Water

Hours of Sleep: _____
Stress Level (1-10): _____
Exertion Level (1-10): _____
Energy Level (1-10): _____

Workout

_____
_____
_____
_____
_____
_____
_____
_____
_____
_____
_____
_____
_____
_____

Breakfast CALORIES

_____ _____

_____ _____

_____ _____

_____ _____

_____ _____

_____ _____

TOTAL: _____

Glasses of Water

Hours of Sleep: _____

Stress Level (1-10): _____

Exertion Level (1-10): _____

Energy Level (1-10): _____

Lunch CALORIES

_____ _____

_____ _____

_____ _____

_____ _____

_____ _____

_____ _____

TOTAL: _____

Workout

_____

_____

_____

_____

_____

_____

Dinner CALORIES

_____ _____

_____ _____

_____ _____

_____ _____

_____ _____

_____ _____

TOTAL: _____

_____

_____

_____

_____

_____

_____

_____

Breakfast

CALORIES

_____

_____

_____

_____

_____

TOTAL: _____

Glasses of Water

Hours of Sleep: _____

Stress Level (1-10): _____

Exertion Level (1-10): _____

Energy Level (1-10): _____

Lunch

CALORIES

_____

_____

_____

_____

_____

TOTAL: _____

Workout

_____

_____

_____

_____

_____

_____

_____

_____

_____

_____

_____

Dinner

CALORIES

_____

_____

_____

_____

_____

TOTAL: _____

_____

_____

Breakfast   CALORIES

_____ _____

_____ _____

_____ _____

_____ _____

_____ _____

_____ _____

TOTAL: _____

Glasses of Water

Hours of Sleep: _____

Stress Level (1-10): _____

Exertion Level (1-10): _____

Energy Level (1-10): _____

Lunch   CALORIES

_____ _____

_____ _____

_____ _____

_____ _____

_____ _____

TOTAL: _____

Workout

_____

_____

_____

_____

_____

_____

Dinner   CALORIES

_____ _____

_____ _____

_____ _____

_____ _____

_____ _____

_____ _____

TOTAL: _____

_____

_____

_____

_____

_____

_____

_____

Day

Breakfast   CALORIES

_____ _____

_____ _____

_____ _____

_____ _____

_____ _____

TOTAL: _____ _____

Lunch   CALORIES

_____ _____

_____ _____

_____ _____

_____ _____

_____ _____

TOTAL: _____ _____

Dinner   CALORIES

_____ _____

_____ _____

_____ _____

_____ _____

_____ _____

TOTAL: _____ _____

Glasses of Water

Hours of Sleep: _____

Stress Level (1-10): _____

Exertion Level (1-10): _____

Energy Level (1-10): _____

Workout

_____

_____

_____

_____

_____

_____

_____

_____

_____

_____

_____

_____

_____

_____

_____

_____

Day

Breakfast CALORIES

_____ _____
_____ _____
_____ _____
_____ _____
_____ _____
_____ _____

TOTAL: _____

Lunch CALORIES

_____ _____
_____ _____
_____ _____
_____ _____
_____ _____

TOTAL: _____

Dinner CALORIES

_____ _____
_____ _____
_____ _____
_____ _____
_____ _____

TOTAL: _____

Glasses of Water

Hours of Sleep: _____
Stress Level (1-10): _____
Exertion Level (1-10): _____
Energy Level (1-10): _____

Workout

_____
_____
_____
_____
_____
_____
_____
_____
_____
_____
_____
_____

Day

Breakfast | CALORIES

_____ _____

_____ _____

_____ _____

_____ _____

_____ _____

TOTAL: _____

Lunch | CALORIES

_____ _____

_____ _____

_____ _____

_____ _____

_____ _____

TOTAL: _____

Dinner | CALORIES

_____ _____

_____ _____

_____ _____

_____ _____

_____ _____

TOTAL: _____

Glasses of Water

Hours of Sleep: _____

Stress Level (1-10): _____

Exertion Level (1-10): _____

Energy Level (1-10): _____

Workout

_____

_____

_____

_____

_____

_____

_____

_____

_____

_____

_____

_____

_____

_____

_____

_____

Breakfast | CALORIES

_____ _____
_____ _____
_____ _____
_____ _____
_____ _____
_____ _____

TOTAL: _____

Glasses of Water

Hours of Sleep: _____
Stress Level (1-10): _____
Exertion Level (1-10): _____
Energy Level (1-10): _____

Lunch | CALORIES

_____ _____
_____ _____
_____ _____
_____ _____
_____ _____

TOTAL: _____

Workout

_____
_____
_____
_____
_____
_____

Dinner | CALORIES

_____ _____
_____ _____
_____ _____
_____ _____
_____ _____

TOTAL: _____

Made in the USA
Lexington, KY
28 December 2015